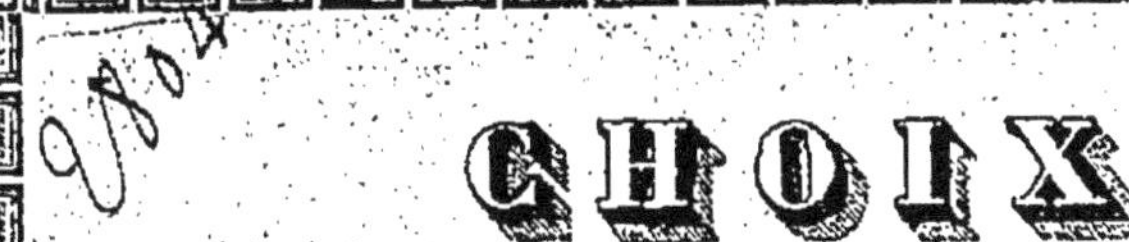

CHOIX

DE NOUVEAUX

SECRETS ET RECETTES

DE MÉDECINE,

UTILES POUR LA VILLE ET LA CAMPAGNE,

SUIVI DE LA

Nouvelle Cuisinière bourgeoise,

POUR FAIRE DE TRÈS-BONS METS

A PEU DE FRAIS;

RECUEILLIS

Par MM. Hugon et Gaydon,

Professeurs, membres de plusieurs Sociétés savantes.

LYON.

IMPRIMERIE DE BOURSY FILS,

RUE DE LA POULAILLERIE, 19.

1840.

CHOIX

SECRETS ET RECETTES

UTILES.

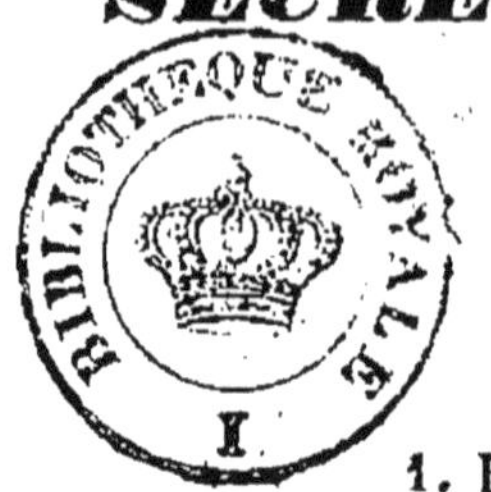

1. Boisson désaltérante très-simple.

On mélange une forte cuillerée d'eau-de-vie, une pareille quantité de miel. Ce mélange fait, on répand peu à peu sur ce liquide quelques litres d'eau ordinaire.

2. Véritable bière anglaise.

Prenez 10 litres d'eau, 15 onces de sucre, le jus et la râpure de deux citrons, 12 gros de gingembre pilé, une once de levure de bière. On laisse fermenter le tout pendant 48 heures; on filtre ensuite et on met en bouteilles.

3. Limonade économique.

On fait dissoudre une demi-livre de sucre dans un litre ou deux d'eau claire, on y râpe l'écorce d'un citron et on y ajoute quelques tranches avec quelques gouttes d'huile de soufre.

4. Véritable procédé pour conserver long-temps les fruits, raisins, poires et melons.

Prenez un tonneau neuf, garnissez-le au fond et sur les côtés avec du son de froment séché au four, ensuite mettez un lit de fruit, un lit de son, jusqu'à ce que le tonneau soit plein. Au bout de huit mois, vous trouverez vos fruits aussi frais que si vous veniez de les cueillir; mais il faut avoir soin de fermer exactement le tonneau, de sorte que l'air n'y puisse pénétrer.

5. Pour connaître de quel côté est le vent.

On mouille un doigt, on élève la main et on sent une fraîcheur du côté où est le vent.

6. Pour faire pondre les poules en hiver.

On les place dans un endroit chaud qu'elles ne puissent franchir, on les nourrit de sarrasin, on leur donne le matin une pâtée faite avec du chenevis pilé, mélangé de son, d'orge et d'un sixième environ de brique pilée et passée au tamis; cette nourriture les échauffe tellement qu'elles pondent tous les jours.

7. Pour la conservation des œufs.

Trempez les œufs très-frais dans l'huile d'olive, placez vos œufs droits dans une caisse, ils se conserveront très long-temps.

8. Bouillon de malade.

Le faire comme un bouillon gras, en ajoutant la moitié de la poule, ou du poulet, ou du veau; mettre aussi du cerfeuil, qui est très-rafraîchissant, cela au goût du malade.

9. Bouillon gras à la minute.

Se fait avec une demi-livre de jus de viandes bouillies pour une pinte d'eau.

10. Paratonnerre.

Depuis des siècles on a observé que le hêtre à larges feuilles n'est jamais frappé de la foudre, cet arbre étant planté le long des routes et près des habitations, donnerait de la sécurité au voyageur et à l'habitant des campagnes.

11. Guérison des maux de tête.

On dissout dans de l'eau trois ou quatre morceaux d'extrait de citron, chacun de la grosseur d'un pois; on boit cette solution: en moins d'une demi-heure, quelle que soit l'intensité de la migraine, elle cédera à ce puissant remède. Le malade pourra continuer ses occupations ordinaires, et, une demi-heure après, il se trouvera exempt de maux de tête.

12. Pour faire cesser la carie des dents.

On fait bouillir dans un quart de litre de vin une tête de pavot; la cuisson faite, on ajoute 4 onces de miel. Ce liquide préparé, on s'en gargarise à diverses reprises; les vers qui rongent les dents périssent et la carie s'arrête.

13. Remède pour les brûlures.

Faites fondre dans un poelon neuf de terre cuite, en remuant continuellement, 4 onces de suif de chandelle, 2 onces d'huile d'olive fine, deux cuillerées d'eau-de-vie de Cognac, deux cuillerées d'eau de fontaine, étendez sur du papier brouillard, appliquez sur la brûlure et changez 2 ou 3 fois par jour.

14. Boissons acidules gazeuses.

Nous comprenons sous cette dénomination diverses boissons qu'on peut confectionner avec le suc exprimé de quelques fruits agréables et acidules pour être employé de suite, principalement en été, au moment des grandes chaleurs.

15. Guérison des yeux.

Mettez infuser pendant 24 heures, dans une topette pleine d'eau claire, la valeur d'un dé à coudre plein de sucre candi pilé très-fin, iris de Florence autant, et autant de couperose blanche en poudre; le matin, en se levant, on baigne ses yeux; au bout de huit jours on sera parfaitement guéri.

16. Eau de framboises.

Exprimez, par le moyen d'un linge peu serré et assez fort, une certaine quantité de framboises bien mûres; après avoir laissé reposer, tirez à clair, et sur un demi-litre versez une pinte d'eau ; édulcorez ensuite le tout avec 4 ou 6 onces de sucre; lorsque le mélange est exact, passez encore une fois à la chausse et faites rafraîchir pour l'employer à volonté.

17. Pour détruire les vers.

On met entre deux linges fins de l'ail pilé en suffisante quantité; le soir, étant couché, on applique ce linge sur le nombril. Beaucoup d'enfants ont évacué le lendemain un grand nombre de vers par ce seul procédé.

18. Remède pour les panaris.

Mêlez une cuillerée de cendre de sarment de vigne dans la valeur d'un verre moyen d'eau chaude de rivière; baignez-y le doigt et répétez jusqu'à guérison. Ce moyen a souvent été employé avec succès et se recommande naturellement par sa simplicité.

19. Remède pour la gale.

On mélange une once et demie de patience avec autant de bardane, on en fait une tisane, on en boit huit bouteilles durant le traitement; aux deux premières, on commence à se frotter toutes les jointures avec la pâte ci-après : on mélange un quart de livre de beurre avec autant de fleur de soufre, de même que le sel de cuisine.

Avec cette pâte on se frotte devant le feu avant de se coucher. Au bout de quelques jours on est parfaitement guéri ; on prend ensuite un bain et un purgatif.

20. Baromètre chimique.

On prend un gros de salpêtre, 3 gros de camphre, un gros de sel ammoniac, 4 onces d'esprit à 36 degrés, on met le tout dans un flacon ouvert ; quand le temps est beau, la composition est limpide, et quand le temps veut changer, la composition devient trouble.

21. Guérison de la teigne.

On fait fondre une demi-livre de poix blanche dans laquelle on met une demi. livre d'amidon, avec 6 onces de vinaigre ; quand le tout est bien mélangé, on l'étend sur un linge qu'on applique sur la tête.

22. Pour un coup dans l'œil.

On remplit une bouteille à large goulot d'eau fraîche, on la couvre d'un linge et on l'applique sur la place affectée ; on renouvelle l'eau pour qu'elle soit toujours fraîche et on continue jusqu'à ce que la guérison soit faite, laquelle ne tarde pas à s'effectuer.

23. Pour faire passer les taches de rousseur, ordinairement appelées *lentilles.*

Faites fondre sur un feu très-doux une demi-once d'huile d'amandes douces, 10 grains de camphre en poudre, une once de miel rosat, un gros d'alun calciné. Frottez-vous le visage avec cette préparation le soir en vous couchant et vous verrez bientôt disparaître toutes ces taches, si vous avez en outre soin d'éviter ou de vous préserver de l'action du soleil.

24. Remède pour la morsure des serpents venimeux.

Aussitôt qu'on a été mordu, on doit laver d'abord la plaie, la faire, s'il est possible, saigner en la serrant avec les doigts ; y verser quelques gouttes d'alcali volatil, appliquer ensuite de la charpie et des compresses imbibées du même. Dans le cas où l'on ne pourrait s'en procurer, on ferait une eau spiritueuse ou de savon très-forte pour attendre jusqu'à ce qu'on puisse en avoir. On fera boire au blessé, de quart-d'heure en quart-d'heure et ensuite d'heure en heure, jusqu'à ce que les accidents se calment, une verrée d'eau sucrée, dans laquelle on aura mélangé de l'eau-de-vie et cinq à six gouttes d'alcali volatil ou d'eau de mélisse.

25. Pour les morsures faites par un animal enragé.

Il faut de suite laver la place, même la plus petite, avec de l'alcali ou de l'eau de savon un peu forte, faire des frictions tout autour avec de la laine et brûler la plaie avec de l'acide sulfurique ou nitrique, ou avec la pierre infernale, et, si l'on ne peut se procurer autre chose, avec de l'eau bouillante, ou enfin, ce qui est mieux encore, avec un fer rougi à blanc.

Mais il importe surtout d'éviter tout ce qui pourrait frapper l'imagination du malade ; il faut donc chercher à le convaincre que l'animal qui l'a mordu n'était pas enragé et que tous les remèdes que l'on fait sur lui ne sont que par excès de précaution.

26. Pour faire passer les verrues.

On les lie avec de la soie ou du fil ciré, on les frotte avec de l'eau de savon concentré, ou avec du sel ammoniac, ou avec de l'huile d'olive ou de l'essence de térébenthine ; on les imbibe du suc du tithymal ou de la grande chélidoine, on les perce enfin avec une aiguille chauffée.

27. Pour faire passer les cors aux pieds.

Le nombre des remèdes est prodigieux, quoique se rapportant presque tous aux mêmes principes. D'abord, comme les cors proviennent presque toujours de chaussures trop étroites, il faut supprimer la cause pour arrêter l'effet, c'est-à-dire ne porter que des chaussures où les pieds soient à l'aise.

Lorsque les cors produisent des douleurs trop vives, on les ramollit en y appliquant la nuit un petit cataplasme de farine de lin.

Les bains de pieds dans de l'eau tiède, des frictions faites avec les huiles, les savons, des emplâtres con-

fectionnés avec l'ammoniac, le verdet, la poix blanche, la cire; enfin l'extirpation faite avec un instru-
ment bien tranchant, surtout en prenant garde d'enlever le point douloureux qui se trouve au centre,
sont autant de remèdes recommandables pour la
guérison des cors aux pieds.

28. Recette peu coûteuse pour guérir les maladies de poitrine.

Quelques personnes conseillent, lorsque la maladie
n'est pas encore trop avancée, de boire pendant
quinze jours, matin et soir, un verre d'urine de
jeune garçon ou d'homme en parfaite santé.

29. Pour faire passer l'ivresse.

Versez quelques gouttes d'alcali volatil dans un
verre d'eau et faites-le boire à la personne ivre.
Cette recette est infaillible lorsque l'ivresse est pro-
duite par du vin naturel.

30. Pour guérir les chiens enragés.

Il faut enfermer les chiens enragés, et ne leur
rien donner à manger l'espace d'un jour, puis il faut
mêler dans leur breuvage un peu d'ellébore; et lorsqu'il seront purgés, il les faut nourrir avec du pain
d'orge : on guérira ainsi ceux qui seront mordus par
des chiens enragés.

31. Pommade propre à garantir le visage des impressions de la
petite-vérole.

De toutes les maladies qui affligent la nature hu-
maine, il n'y en a guère qui laissent après elles des
traces si profondes et si désagréables que la petite-
vérole. Les personnes les plus belles, qui ont le teint
fin et les traits les plus réguliers, échappent rare-
ment à cette maladie cruelle, sans y perdre ces agré-
ments. Un moyen qui empêcherait la matière des
boutons de la petite-vérole de caver, parerait aux
suites désagréables de cette maladie. En voici un des

plus simples, peu coûteux, et éprouvé plusieurs fois, dit-on, avec beaucoup de succès. Lorsque l'éruption de la petite-vérole est faite, et que les boutons commencent à grossir et à se remplir de pus, on n'a qu'à prendre de la craie bien pulvérisée, que l'on mêlera avec de la crême nouvelle : on en fera une espèce de pommade un peu liquide, afin de pouvoir aisément frotter le visage du malade. On se servira d'une plume pour appliquer cette pommade sur le visage, et on aura soin de la renouveler à mesure qu'on s'apercevra qu'elle sèche. Alors il n'y a point à craindre que le malade se gratte; la fraîcheur de la crême empêchera la démangeaison, et la craie qui y est mêlée, desséchant insensiblement la matière qui est renfermée dans les boutons, l'empêche de caver dans la chair et de creuser. Ce moyen peut être moins pernicieux que beaucoup d'autres. On conseille de bassiner les yeux des personnes attaquées de la petite-vérole avec un collyre composé d'eau de rose et de sucre de Saturne.

32. Pour faire que les brebis suivent quelqu'un.

Les brebis sont accoutumées de suivre celui qui leur aura bouché les oreilles de leur laine.

33. Secret pour faire périr les punaises dans les appartements.

Prenez deux onces de mercure, une once d'arsenic dissous dans quatre onces d'huile, et frottez avec un pinceau toutes les places où les punaises se retirent.

34. Véritable cirage anglais.

Prenez une livre de sucre en poudre, 8 onces de noir d'ivoire, 4 gros de gomme arabique, un gros d'indigo, le jus de quatre citrons, huit onces de vinaigre, une once d'huile d'olive, un demi-gros d'es-

moments de loisir, de prendre de l'exercice au grand
air, de n'user que d'aliments fortifiants, de viande,
de pain bien cuit, de bon vin pris modérément, ainsi
que des plantes amères qui donnent de l'action aux
solides et aux fluides. Ils doivent s'abstenir de li-
queurs fortes, de substances de difficiles digestion et
généralement de toute espèce de débauche.

42. Traitement de l'asphyxie par la foudre.

On peut rappeler à la vie les personnes ou les
animaux qui ont été asphyxiés par la foudre, en mettant d'abord dans leurs narines des mèches de papier
imbibées d'alcali volatil fluor, et en leur en faisant
avaler une vingtaine de gouttes, dans deux ou trois
cuillerées d'eau froide. Si l'on aperçoit quelques
signes de vie après cette opération, on doit leur donner une seconde dose d'alcali et reporter de nou-
velles mèches dans les narines.

43. Manière de se servir des blés nouveaux.

Lorsqu'on est obligé de se servir des blés nouveaux
pour faire du pain, ce qui est toujours dangereux
et peu économique, on prévient les empoisonnements
qu'ils n'occasionnent que trop souvent en leur enle-
vant leur humidité, en laissant quelques jours les
gerbes au soleil, et en y exposant ensuite les grains
pendant douze ou quinze heures après qu'ils ont été
battus. Au défaut du soleil, il faut étendre les gerbes
à l'air libre pendant cinq à six jours, passer le grain
au four après que le pain en est retiré, employer
pour le pétrissage un levain plus abondant et un peu
plus de sel.

44. Moyen de préserver le blé du charbon.

Ce procédé, qui est très-répandu dans les environs
de Genève et dans le midi de la France, est très-
simple et peu dispendieux. Il consiste à faire tremper

pendant quelques heures le blé qu'on veut semer, dans une solution de sulfate de cuivre ou vitriol bleu, à la proportion de deux onces dans vingt-cinq litres d'eau pour cinq doubles décalitres de semence. Ce moyen le préserve du charbon avec la plus entière efficacité, et avance sa germination et sa sortie de terre de plus de huit jours.

La chaux éteinte dans l'urine préserve de la carie, et hâte également la germination et met enfin le grain à l'abri des insectes et des animaux.

45. Essence dont huit gouttes versées dans de l'eau chaude ou froide suffisent pour savonner une barbe.

Une once d'eau de rose ; deux onces d'esprit de vin ; une once de savon vénitien rapé.

Le tout mis dans une bouteille et laissé ainsi jusqu'à ce que le savon soit dissous, alors on en verse 8 gouttes dans un vase pour se raser, on mouille un pinceau dans l'eau et ainsi on obtient une forte écume.

46. Véritable recette pour fabriquer l'eau de Cologne.

Prenez deux litres d'esprit de vin à 33 degrés, deux onces d'essence de bergamotte, une once d'essence de citrons; deux onces d'essence de néroli, quatre gros d'essence de girofle, trois gros d'essence de lavande, deux gros d'essence de romarin; le tout bien mélangé passé au filtre.

NOUVELLE
CUISINIÈRE BOURGEOISE.

POTAGES.

Potage à la Julienne. — Hachez assez mince carottes, poireaux, panais, navets, ognons, pieds de céleri ; hachez oseille, laitue, poirée, cerfeuil, faites cuire à moitié dans le beurre ; achevez de cuire dans du bouillon gras ou maigre et trempez avec un peu de pain.

Potage à la Reine. — Pilez dans un mortier des blancs de volaille rôtie et du riz crevé dans l'eau bouillante, de manière à réduire le tout en purée claire par l'addition d'un peu de bouillon ; passez au tamis. Mettez dans du bouillon les débris de la volaille et tout ce qui n'aura pas pu passer au tamis et faites mijoter sur un feu doux pendant deux heures ; passez le bouillon, et, au moment de le verser dans la soupière, mettez-y la purée convenablement assaisonnée sur du pain grillé.

HORS-D'OEUVRE.

Grenouilles à la sauce blanche. — Vous les mettez dans l'eau bouillante et leur faites faire un petit bouillon. Retirez-les à l'eau fraîche, et égouttez ; mettez-les dans une casserole, avec des champignons, un bouquet de persil, ciboules, une gousse d'ail, deux clous de girofle, un morceau de beurre, passez-les sur le feu deux ou trois tours et y mettez une bonne pincée de farine ; mouillez avec un verre de vin blanc, un peu de bouillon, sel, gros poivre ; faites cuire un quart-d'heure et réduire à courte sauce, mettez-y une liaison de trois jaunes d'œufs avec un peu de crême, une petite pincée de persil haché très-fin ; faites lier sans bouillir.

Foie de Veau sauté. — Coupez-le en tranches minces, aplatissez doucement ; faites fondre du beurre, mettez-y les morceaux avec du sel et du poivre ; faites cuire sur un feu vif en les retournant lorsqu'ils ont pris couleur d'un côté ; lorsqu'ils sont dressés, ajoutez à la cuisson un peu de vin blanc ; mélangez bien, versez sur le foie.

RELEVÉS.

Purée. — Elle se fait avec des pois verts, ou des lentilles, ou des haricots, ou des ognons, des fèves, des choux, ou tout autre légume sec ou vert. Faites cuire à l'eau le légume choisi avec bouquet garni et épices et un peu de beurre, puis écrasez-le et passez-le en y ajoutant du bouillon, si c'est au gras.

Purée maigre, même apprêt ; au lieu de bouillon, mettez encore un morceau de beurre frais, et au moment de servir soit en soupe ou en croûtons dessous, ajoutez, un tant soit peu de crême fraîche à la purée.

Toutes les purées se font ainsi, même celles qui se servent chaque jour sous différentes viandes ou volailles, ayant soin de mettre le jus des viandes sur la purée en servant.

ENTRÉES.

Bifteeck. — Faites mariner dans l'huile ou le vinaigre des tranches aplaties de filet de bœuf ou d'aloyau ; ajoutez rondelle d'ognons et épices. On cuit

de laurier; passez-les sur le feu, et y mettez une pincée de farine ; mouillez avec du bouillon, un verre
de vin blanc, assaisonnez de sel, gros poivre : faites
cuire à petit feu et dégraissez la cuisson. Faites réduire à courte sauce, mettez-y gros comme un doigt
de bon beurre manié de farine, avec une pincée de
cerfeuil blanchi, haché de deux ou trois coups de
couteau, faites lier la sauce. En servant, mettez-y un
jus de citron ou un filet de vinaigre.

Côtellettes de Veau en Papillotes. — Faites une
farce de mie de pain, fines herbes, épices, petit lard ;
garnissez-en vos côtelettes, enveloppez-les de papier
beurré, et faites cuire à petit feu. On les sert avec
le papier.

Foie de Veau à la Bourgeoise. — Lardez et faites cuire dans une casserole avec des tranches de
lard, un bouquet garni, un ognon piqué de trois clous
de girofle, un demi-verre de vin et un demi-verre
d'eau; assaisonnement convenable; on peut y joindre
un citron en tranches sans écorce ni pepin; feu dessous et dessus.

Fricandeau aux Ris de Veau. — Prenez de
beaux ris de veau que vous larderez très-fin, puis
passez-les au gras pendant une petite demi-heure
afin de jaunir.

Apprêt du jus. — Mettez dans une casserole une
noix de veau piquée très-fin, avec jarret, lard gras,
beurre, carottes, ognons, bouquet, thym, laurier et
deux clous de girofle ; couvrez d'un papier beurré ;
faites cuire doucement pendant cinq ou six heures
pour glacer ; faites réduire la sauce et servez-la sous
le fricandeau avec farce d'oseille ou épinards, etc.

Gigot à l'Anglaise. — On l'enveloppe et on l'assujettit dans une serviette ; puis on le met dans un chaudron plein d'eau, où l'on ajoute des carottes, des navets et du sel. Après deux heures d'ébullition, on le sert avec une sauce au beurre et des légumes.

Gigot désossé à la Bourgeoise. — Il se fait en désossant le gigot, à la réserve du manche ; ensuite vous faites des trous partout sans percer la peau, pour y mettre un *salpicon* fait de cette façon : coupez du lard, un peu de jambon, des champignons, des cornichons, et le tout coupé en dés ; assaisonnez de sel, fines épices mêlées, persil, ciboule hachée, thym, laurier, basilic en poudre ; maniez le tout ensemble, et le faites partout entrer dans le gigot ; ensuite vous le ficelez et le mettez dans une casserole avec un verre de bouillon et autant de vin blanc, un ognon, une carotte, un panais ; faites-le cuire à petit feu bien étouffé. Lorsqu'il est cuit, vous dégraissez la sauce et la passez au tamis ; faites-la réduire sur le feu si elle est trop claire, ajoutez-y un peu de coulis pour la lier : servez sur le gigot.

Lapin en Matelote. — Coupez un lapin par membres : faites un petit roux avec une petite cuillerée de farine et un morceau de beurre ; mettez-y les membres du lapin avec le foie ; passez-les et mouillez avec un verre de vin rouge, deux verres d'eau et du bouillon, un bouquet de persil, ciboule, une gousse d'ail, deux clous de girofle, thym, laurier, basilic, sel, gros poivre ; faites cuire à petit feu : une demi-heure après vous y mettrez une douzaine de petits ognons blanchis. Si vous voulez y mettre une anguille coupée par tronçons, vous ne la mettrez que lorsque le lapin sera cuit aux trois quarts. Avant de servir, ôtez le bouquet, dégraissez la sauce, et y mettez une grande pincée de câpres entières, un anchois haché.

Servez avec des croûtons passés au beurre ; arrosez le tout avec la sauce.

Morue à la Maître-d'Hôtel. — Après l'avoir écaillée et lavée, vous la mettez à l'eau fraîche dans un chaudron. Mettez-la après sur le feu, et quand elle sera près de bouillir, écumez-la pendant quelques minutes, ensuite vous la retirez de l'eau pour la faire égoutter. Mettez-la sur un plat avec du persil, ciboules hachées, gros poivre, un bon morceau de beurre, une cuillerée de verjus : faites chauffer en la retournant et servez de suite.

Pieds de Veau à la Provençale. — On les fait cuire, après les avoir salés et poivrés, avec le jus de bœuf à la provençale, jus très-abondant. — Ce plat est recherché.

Poulet à la Tartare. — On lui ôte le cou et les pattes, on le fend du côté de l'intérieur, on l'aplatit avec le couperet ; on le trempe dans une marinade à l'huile ; puis on le fait griller ou cuire à la casserole avec beurre, persil haché, ciboules et épices, et griller ensuite après l'avoir pané ; servez sur une sauce à la tartare.

Raie au Beurre noir. — On la cuit à l'eau salée ou au court-bouillon ; on la sert soit à la *sauce aux câpres,* soit à la *sauce à la moutarde* ou *au beurre noir ;* le foie ne se met au feu que lorsque la raie est à peu près cuite. On peut aussi la couper par morceaux, la mariner dans du vinaigre, la plonger dans la pâte et la faire frire.

ENTREMETS.

Matelote. — Après l'avoir écaillée et ôté les ouïes, coupez la carpe par tronçons, mettez-la dans une

casserole avec d'autres poissons, comme brochet, anguille, écrevisses, barbillon, ou tel poisson de rivière que vous aurez.

Faites aussi dans une autre casserole un petit
roux avec du beurre et une cuillerée à bouche de
farine.

Lorsqu'il est de belle couleur, mettez-y de petits
ognons coupés en quatre, que vous faites cuire à
moitié dans ce même roux, en y mettant encore un
peu de beurre.

Ensuite vous les mouillerez moitié vin rouge et
bouillon maigre.

Vous versez après les ognons, avec leur sauce,
dans la casserole où votre poisson est préparé, et
l'assaisonnez de sel, poivre, un bouquet garni de fi-
nes-herbes : vous faites ensuite cuire votre matelote
à grand feu pendant une demi-heure.

Quand vous serez prêt à servir, vous mettrez quelques croûtons de pain dans la sauce et les servirez
sur la matelote.

Tête de Veau en Tortue. — Passez au beurre des
crêtes de coqs, des ris de veau, des champignons ;
ajoutez un peu de farine, mouillez avec du bouillon
et du vin blanc. Mettez-y la tête de veau coupée en
morceaux ; ajoutez quelques œufs frais pochés ou
frits, des truffes, quelques écrevisses cuites, des culs
d'artichauts, et servez dans la sauce bien liée.

Bécasses rôties. — On les barde sans les vider
(pour en conserver le fumet), on les rôtit en recevant sur du pain grillé et beurré le jus qui en dé-
coule ; servez le tout ensemble.

Carpe au Bleu. — Jetez sur le poisson un verre
de vinaigre bouillant ; on ajoute vin jusqu'à ce qu'il
baigne entièrement ; quatre ognons coupés, une ca-

rotte, persil, ciboule, thym, laurier, clous de girofle, poivre et sel ; faire cuire à petit feu, et on lais-
sera refroidir, afin de s'en servir sur du persil ou du
cresson. Tous les poissons d'eau douce se préparent
de même. Le brochet et la truite s'assaisonnent un
peu plus.

Petits Pois au Blanc. — Faites-les cuire avec du
beurre, quelques ognons, un bouquet de persil, un
cœur de romaine ou de laitue ; ajoutez sel et sucre,
et faites une liaison avec un jaune d'œuf. Quatre litres de pois emploient une demi-livre de beurre.

Macaroni au Gratin ou au Jus. — On le fait
cuire dans du bon bouillon, on égoutte ce bouillon,
et on accommode ensuite le macaroni avec du jus de
bœuf à la mode et du fromage de Hollande râpé.
(Le parmesan serait préférable, mais en général
celui des épiciers est détérioré et trop desséché.)
Pour faire gratiner le macaroni, on le saupoudre
avec de la chapelure de pain et on le place sous le
four de campagne. Il faut saler et poivrer le macaroni.

Sauce-Robert. — Coupez des ognons, passez-les
au beurre ; lorsqu'ils ont pris couleur, mouillez avec
de la sauce espagnole : au moment de servir, dé-
layez-y de la moutarde. On se contente quelquefois
de bouillon pour mouiller cette sauce.

DESSERT.

Crême au Café. — Faites bouillir dans une pinte
de lait deux onces de café brûlé en grains, passez
pour retirer le café ; ajoutez quatre onces de sucre,
trois jaunes d'œufs ; faites réduire, passez, laissez
refroidir et versez.

Gaufres ordinaires.

Prenez : Farine. . . . . 12 onces.
Beurre . . . . 4 onces.
Quatre œufs.
Sucre en poudre. . . . 6 onces.
Eau de fleur d'oranger . 4 gros.

On délaye la farine et le sucre avec suffisante quantité d'eau, on y casse les œufs, on bat bien le mélange et on y incorpore le beurre que l'on a dû faire fondre. On a préalablement fait chauffer le fer , on le graisse légèrement et on met dedans deux ou trois cuillerées de pâte , on le ferme, on le remet sur le feu, en ayant soin de le retourner de temps en temps ; quand la gaufre a acquis une belle couleur jaune, on l'enlève du fer , on la roule sur un bâton ; on les entretient chaudes jusqu'à ce qu'on les serve, et lorsqu'on les sert on les poudre avec du sucre fin.

Gâteau de Riz. — Faites cuire à petit feu, dans une pinte de bon bouillon, deux livres de riz, avec un quarteron de beurre; ajoutez quatre jaunes d'œufs, un peu de lait, du sucre et une écorce de citron, un peu de fleur d'oranger ; beurrez une casserole et saupoudrez-la de mie de pain, versez-y votre mélange et faites cuire au four.

Macarons ordinaires.

Prenez : Amandes pelées et bien séchées, 1 livre.
Sucre pilé et bien sec. . . . . . . 3 livres.
Râpure d'un citron ou de l'essence.

On pile les amandes avec des blancs d'œufs, et quand elles sont bien pilées, on y mêle le sucre avec une spatule, puis après on les dresse sur des feuilles de papier, on les fait de la grosseur d'une noix ; si la pâte est trop molle, on y ajoute du sucre, et on cuit à four doux. On doit éviter le plus possible d'ouvrir le four.

Marrons glacés. — On prend de beaux marrons de Lyon, on les torréfie légèrement afin de leur enlever les différentes pellicules qui les recouvrent, et ensuite on les confectionne comme les oranges glacées. Il faut que cette confiture soit mangée de suite; car leur humidité ferait tomber la glace. Tous les fruits qui sont susceptibles de se confire se préparent de la même manière; nous proposons de les conserver dans le sirop, et quand on en a besoin pour garnir des boîtes, on n'a qu'à les égouter à l'étuve pendant une heure ou deux.

Œufs à la Neige. — Faites bouillir du lait avec un peu de fleur d'oranger et du sucre; mettez-y par cuillerée des blancs d'œufs battus en neige, avec du sucre en poudre : ayez soin de les retourner pour qu'ils cuisent de tous côtés; retirez-les, faites alors cuire votre lait avec des jaunes d'œufs, et versez sur les blancs. Servez froid.

Omelette soufflée. — Délayez six jaunes d'œufs avec un quarteron de sucre râpé et un peu de fleur d'oranger; fouettez à part les blancs d'œufs, que vous mêlerez ensuite avec les jaunes; versez le tout dans du beurre fondu à la poêle; lorsque l'omelette sera prise, renversez-la sur un plat beurré, que vous placerez sur les cendres chaudes, et que vous couvrirez du four de campagne; en un instant l'omelette sera levée. Il faut la servir sur-le-champ.

Plaisir des Dames. — Même pâte que pour les gaufres ordinaires; on les fait dans des moules sans cannelure; quand on les retire du moule, on les roule en forme de cornets autour d'un morceau de bois fait exprès.

MANIÈRE

DE CONSERVER LES VINS VIEUX ET NOUVEAUX.

Vins vieux. — Ces vins doivent être remplis exactement tous les mois, et scellés hermétiquement avec du linge blanc. Pour les mettre en bouteilles, il faut les soutirer, si on les a reçus depuis six semaines ou deux mois, et on pourra les coller en les recevant sans les soutirer; et, après avoir bien lavé la futaille, remettre le vin dans cette même futaille. Coller avec six blancs d'œufs par pièce et trois par feuillette que l'on bat bien dans un vase avec deux bouteilles du même vin, puis on verse cette colle dans la pièce, et on remue avec un bâton pendant deux à trois minutes : on la remplit jusqu'à la bonde, on la scelle bien, et après vingt jours de repos elle sera prête à être tirée en bouteilles; ce qui devrait se faire par un temps clair et tranquille, et jamais par la gelée.

Vins nouveaux. — Instruction comme ci-dessus, à l'exception qu'il faudra les soutirer deux fois par an dans les mois de septembre et de mars, ou au moins, faute de les soutirer deux fois, une fois tous les ans dans le mois de mars.

LYON. — IMPRIMERIE DE BOURSY FILS.